...in de Combe-blanche.
...ponse au discours
...de M. O-rian
...r le Magnetisme.
G. 1784.

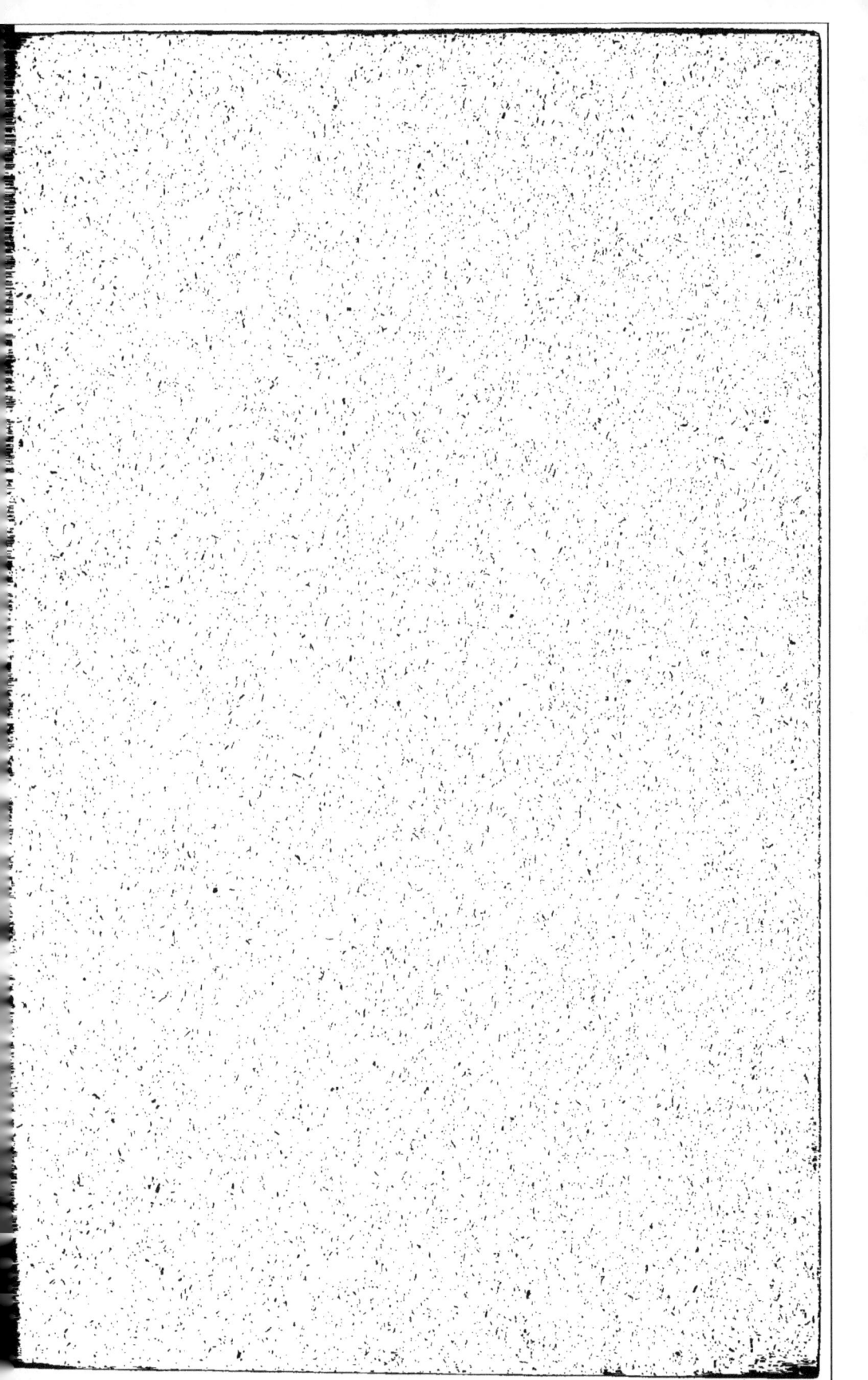

REPONSE

AU DISCOURS

DE M. O-RIAN,

Agrégé au College de Médecine de Lyon.

SUR LE MAGNÉTISME ANIMAL;

PAR M. JANIN DE COMBE-BLANCHE;

Ecuyer, Seigneur de Combe-Blanche, Membre du College royal de Chirurgie de Lyon, Médecin-Oculiste de S. A. S. Mgr. le feu Duc de Modene, & son Pensionnaire; Professeur honoraire de l'Université de Modene, Membre des Académies des Arcades de Rome, de Dijon & de Villefranche, Correspondant de la Société royale des Sciences de Montpellier, & de la Société royale de Médecine de Paris.

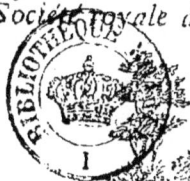

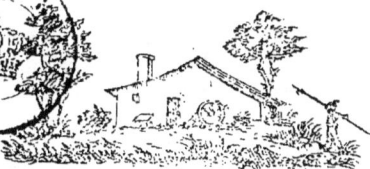

A GENEVE,

Et se trouve
A LYON, chez les principaux Libraires.

M. DCC. LXXXIV.

(6.)

CATALOGUE

Des Ouvrages publiés par M. JANIN DE COMBE-BLANCHE.

MÉMOIRES & Obfervations fur les maladies de l'œil, *in-8°*. de 520 pag. y compris la Préface, 1772. Cet ouvrage a été traduit en *Italien*, en *Allemand*, en *Suédois* & en *Anglois*.

Réflexions fur les caufes de la mort-fubite, 1772. de 96. p. *in-8°*. Cet ouvrage a été traduit en *Italien*.

Lettre écrite de la région des morts, 1769. *in-12*. de 36 pag.

Obfervations fur plufieurs maladies des yeux, *in-12*. de 48 p.

Lettre à M. *Defcemet*, de l'Académie des Sciences de Paris, inférée dans le Journal encyclopédique, Nov. & Déc. 1773.

Plufieurs Differtations, Obfervations & Lettres dans différents Journaux.

Mémoire fur les Cimetieres généraux, *in-4°*. de 41 pag. 1778.

L'Antiméphitique & fon Supplément, imprimé par ordre du Gouvernement en 1782, *in-8°*. de 102 pag. y compris l'avant-propos.

Lettre fur l'Antiméphitique, contenant, 1o. une Lettre à un Médecin d'Aix; 2°. une Lettre à M. *Cadet*, Apothicaire de Paris, de l'Académie des Sciences.

Seconde Lettre à M. *Cadet*, *ibid*. fur la nature du gaz putride.

Troifieme Lettre à M. *Cadet*, ibid. fur la nature du gaz inflammable, provenant des matieres putrides.

Quatrieme Lettre à M. *Cadet*, ibid. fur le prétendu foie de foufre des latrines.

L'homme noyé dans une foffe a-t-il péri par le méphitifme? ou Lettre à un profeffeur de phyfique expérimentale.

Deux Problêmes adreffés à plufieurs Membres de l'Académie & de la Société de Médecine de Paris.

Nouvelles expériences qui confirment celles de l'Antiméphitique.

Preuves que l'homme s'eft noyé dans la foffe, & que le méphitifme n'a pas caufé fa mort, ou Lettre à MM. les Commiffaires de l'Académie & de la Société de Médecine de Paris.

Lettre à M. O-Rian, Médecin à Lyon.

Enfin, M. JANIN prépare d'autres Ouvrages qui ont pour objet l'honneur & l'humanité.

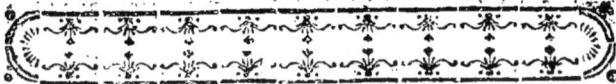

RÉPONSE

AU DISCOURS

DE M. O-RIAN,

Sur le Magnétisme Animal.

PAR M. JANIN DE COMBE-BLANCHE.

Le mérite étranger est un poids qui l'accable.
VOLT. *de l'envie.*

PUIS-JE vous remercier, Monsieur, de la mention que vous avez bien voulu faire de moi dans le Discours que vous venez de publier ? J'ignore comment j'ai pu mériter une si grande faveur. J'ai envoyé, il est vrai, mes ouvrages, & sur-tout mes Lettres sur l'Antiméphitique, dans toute l'Europe savante ; j'ai même reçu les témoignages les plus flatteurs de l'intérêt que les Souverains & la plupart des Académies & des Savants ont pris à mes découvertes, & sur-tout à mes Lettres justificatives : mais je ne les ai point envoyées en *Hibernie.* Malgré cette inattention de ma part, votre Discours me donne lieu de croire qu'elles sont parvenues jusques dans votre patrie : (I) je suis on ne peut pas plus flatté sur-tout qu'elles aient été dans les mains d'un Docteur qui apprécie si bien les découvertes, & dont l'esprit & la politesse s'annoncent jusques dans son Discours imprimé à *Dublin.*

_____

(1) M. *O-Rian* est d'Irlande, l'ancienne Hibernie.

Qu'il eſt ſatisfaiſant pour mon amour-propre, que pour la premiere fois que j'ai l'honneur d'entendre parler de vous, je vous ſois redevable; & ſur-tout que vous ayiez ſaiſi la premiere occaſion de vous faire imprimer pour rappeller ma découverte antiméphitique, n'importe comment. Après ce court expoſé de ma gratitude, permettez que par répréſailles je faſſe l'éloge de votre *Diſcours.*

J'ignore ſi le College de Médecine de Lyon, à qui vous l'avez lu & adreſſé, a été ſatisfait de votre hommage; j'ignore ſi MM. les Collegiés que vous y avez dénommés ont applaudi aux égards que vous leur avez témoignés; quoi qu'il en ſoit, un diſcours lu dans une aſſemblée auſſi grave & auſſi reſpectable, a d'abord fixé mon attention, & a augmenté le deſir de le lire. J'y ai admiré votre modeſtie; elle eſt telle, que votre génie a offert en ſacrifice ſon léger opuſcule ſur l'autel du bon goût, & de la philoſophie, à l'honneur du dix-huitieme ſiecle. Quelle généroſité! je vous en félicite.

Mais puis-je vous demander, Monſieur, quel a été l'objet que vous avez voulu traiter plus particuliérement dans votre *Diſcours?* Le titre ſemble annoncer que vous n'aviez en vue que de parler du Magnétiſme animal: cependant vous n'avez prouvé ni pour ni contre le magnétiſme animal, ce n'eſt pas par oubli; mais votre génie a été entrainé par tant & de ſi grands objets, & l'enfantement a été ſi laborieux, que vous avez perdu de vue le ſujet principal: mais pour en dédommager amplement vos lecteurs, vous avez parlé *de la philoſophie de Deſcartes, du dix-huitieme ſiecle, des Ballons & de l'Antiméphitique;* puis vous avez parlé *des Architectes, des Médecins, des Chirurgiens, des Officiers, des Abbés, de la police, de l'adminiſtration, des Légiſtes, des Juriſconſultes, &c.* & tout cela avec un ſtyle ſi laconique que le tout a été renfermé dans 31 pages *in*-12.

Je vous avoue, Monſieur, que, quoique vous vous ſoyiez renfermé dans un cercle ſi etroit, je me ſuis perdu dans une ſi nombreuſe compagnie: ſi bien que je n'ai pu voir ni l'intérêt ni le fil du diſcours. Je ſais bien que pour un eſprit tel que le vôtre, il eſt des points généraux de rapprochement qui ſont imperceptibles à la plupart des hommes, & que peut-être vous avez parlé des Archi-

tectes parce qu'ils conftruifent ; des autres , parce
qu'ils ne conftruifent pas ; des autres enfin , parce qu'ils
décident fur le tout & qu'ils ne font jamais de votre
avis. Il faut en convenir , ce plan eft fi fubtil , fi . . . . .
fi fubtil qu'il y a lieu de croire qu'il échappera à la plupart
de vos lecteurs , fi ce n'eft peut-être . . . . . *à la confufion
éternelle* , p. 6.

Ah ! Monfieur, *la confufion éternelle* annonce que
votre Difcours eft plus que férieux. Quel vafte champ
qu'une *éternelle confufion* ! Vous avez très-bien fait de prendre un air grave , cela en impofe toujours à la multitude ,
fur-tout quand on l'entretient de *la confufion éternelle*.
Eh ! conviendroit-il à un Médecin Hibernois de dérider
fon front. , d'épanouir des fourcils qui panachent des
regards profondément occupés de la *confufion* ; lui conviendroit-il de rire ? il faut donc que , pour m'entretenir avec
vous , je prenne auffi mon air grave ; & que pour
répondre dignement à un Docteur , je confente pour un
moment à paroître docte.

> Ce difcours te furprend, Docteur, je l'apperçois,
>
> Ces propos, diras-tu , font bons dans la fatyre ,
>
> Pour égayer d'abord un lecteur qui veut rire :
>
> Mais il faut les prouver, en forme ; j'y confens ;
>
> Réponds moi donc, Docteur, & mets toi fur les bancs !
>
> BOILEAU.

La queftion qui divife les Savants, c'eft de favoir fi
le Magnétifme animal exifte ; & malgré les *rapports* , les
livres & les livrets , elle n'eft pas à mon avis parfaitement
refolue ; & je crois que l'obfervation , l'expérience & le
temps pourront feuls la décider : eft-ce là votre avis ?
Non.

Car , *d'après le rapport des Commiffaires de l'Académie* , *d'après leurs conclufions & l'adoption qu'en ont
faite la Faculté & la Société de Médecine , il eft démontré
que la doctrine de M. Mefmer eft une pure charlatanerie* ,
pag. 26 , *il n'en peut refter aucun doute dans l'efprit de
quiconque fait ufage de la raifon* , pag. 12.

Cependant nombre de vos confreres ont adopté cette
méthode ; l'auroient-ils fait fi c'étoit une impofture ? Cette
feule confidération auroit dû fufpendre votre jugement ; mais

vous avez mieux aimé foutenir que *c'eſt une pure charlatanerie.* C'eſt ainſi que vous tranchez le nœud de la difficulté.

Il n'y a donc *nul doute,* pas même *le doute méthodi-que établi par Defcartes, pag.* 5, que votre principal objet a été de fatiguer vos confreres & de les dénoncer. *Nul doute* que vous n'ayiez pris plaiſir à les dépriſer; nul doute que vous ne vouliez leur procurer la viſite du Bedeau affublé de ſa grande robe & de ſon rabat & cela ſans rémiſſion, pendant trois jours conſécutifs; & cette petite correction fraternelle aura pour objet de les punir de ce qu'*ils n'ont pas honte de favoriſer l'exer-cice du Magnétiſme, & de ſubſtituer les procédés abſur-des & trompeurs des Charlatans;* & afin que perſonne n'en eût cauſe d'ignorance, dans le tranſport de votre enthouſiaſme, vous vous êtes récrié :

Meſſieurs! " Le College n'étoit ſans *doute* pas informé
,, que l'un de ſes membres (M. Richard) peut-être
,, pluſieurs ſe ſont rangés dans la claſſe de *ces peſtes*
,, *publiques.* ,,

Peſte, Monſieur! que vous êtes pétulant! vos con-freres devoient être bien joyeux de s'entendre dire de ſi jolis compliments. Pardon, M. le Docteur, ſi je vous ai interrompu, continuez de déployer toute votre élo-quence en préſence de vos confreres.

Quiconque les emploie ſous prétexte de guérir les ma-lades, eſt un empirique qui ABUSE *de la confiance publique, & qui eſt digne de mépris & d'être pour-ſuivi.......* pag. 26 & 27.

> C'eſt en diſant ce qu'il ne doit pas dire,
> Qu'il s'éblouit, ſe délecte & s'admire.
>
> J. B. ROUS.

Ecoutez l'illuſtre *Cicéron.* *Juſtitiæ partes ſunt non violare domines: verecundiæ non offendere;* (1) profitez de cet avis.

Mais pourquoi vous irriter, Monſieur contre vos propres confreres ? à cela vous répondez, que *les Com-miſſaires de l'Académie, de la Faculté & de la Société de Médecine ont proſcrit le Magnétiſme animal,* pages 26 & 28.

_____

(1) *Cic. de Offic. l.* 1, *c.* 28.

Quel prétexte pour blesser les droits de la confraternité! vous croyez donc les rapports infaillibles ? ils le font aussi peu que l'oracle de Delphes. Afin de vous en convaincre, je vous rappelle que, la Société royale de Londres ayant découvert la réfraction des rayons lumineux qui passent obliquement de l'air dans le vuide, découverte très-importante pour l'astronomie, l'Académie royale des Sciences de Paris nomma des Commissaires pour la vérifier. Le rapport ne lui fut pas favorable ; mais comme la Société royale de Londres en soutint la vérité, & cita l'Académie au tribunal de l'Europe, dans cet état critique l'*Académie se douta que ses Commissaires l'avoient trompée.* Elle s'en assura, dit un de ses membres, *M. de* BERMONT, *en prenant toutes les précautions possibles pour n'être pas trompée comme elle l'avoit été ; on répéta avec soin l'expérience de Londres, & la vérité fut mise en évidence* (1). Pour réparer son erreur, l'Académie a consigné dans son histoire de 1719, ces paroles remarquables : *L'expérience qu'on a faite ici est* FAUSSE, & *celle de Londres est vraie.* Donc, du propre aveu de l'Académie, il y a eu *des rapports faux,* qui l'ont induite en erreur. Donc...

Rappellez vous, Monsieur, celui qui fut fait par *six Médecins,* contre l'inoculation, il séduisit bien des gens amateurs de rapports ; mais le célèbre *la Condamine* en ayant démontré le *faux,* & cela en pleine Académie, & jusques dans les journaux (2), ce rapport perdit entiérement son crédit, d'autant plus promptement que M. *Dejoanis,* Professeur en médecine à Aix, en prouva l'infidélité (3).

Mais un fait encore plus mémorable est le fameux décret de la Faculté contre l'antimoine. Elle l'avoit déclaré un poison ; en conséquence le Ministere public donna son requisitoire, sur lequel intervint arrêt du Parlement, en 1566, qui fit défense d'en faire usage :

---

(1) Expér. phys. *d'Haukshée,* traduction de M. de Bermont, T. I p. XCVI du Discours, & pag. 106 & 120 du corps du texte ou des notes.

(2) Gazette Salut. 18 avril & 20 juin 1765. Voyez aussi les Mém. de l'Acad. 1765, & les Lettres de M. de la Condamine à M. Matti, pag. 124, où les preuves y sont consignées.

(3) Gazette Salut. 6 juin 1765.

A 4

malgré une telle proscription, le temps & l'expérience
ont fait triompher l'antimoine, si bien qu'un second
arrêt l'a réhabilité dans toute sa gloire, en 1666. Il a fallu
cent ans de guerre littéraire avant que de pouvoir affermir
la vérité : enfin, la Faculté a adopté un remede qu'elle
avoit proscrit. Le célebre *Paulmier* n'en avoit pas moins
été exclus de la Faculté de Médecine, en 1609. Ce grand
homme n'a pas assez vécu pour être témoin de sa victoire.

Rappellez vous les clameurs qui s'éleverent contre
l'électricité médicale : elles furent si injustes, que la
Société de Médecine a cru nécessaire d'en transmettre le
souvenir à la posterité.

Prêtez donc l'oreille à ce qu'elle a dit : *La tentative
faite à Geneve, par M. Jalabert, de l'électricité appliquée à l'art de guérir, fut répétée dans toutes les
parties de l'Europe où l'on cultive les sciences ; elle
eut des succès différents, parce qu'on opéra dans
des circonstances différentes. Bientôt on discuta, comme
c'est l'ordinaire, plus qu'on n'agit ; on raisonna & on
écrivit beaucoup ; mais on fit peu d'expériences, &
par conséquent peu de découvertes. Les Physiciens,
les Médecins ; & ceux qui parlent de leurs écrits,
souvent, sans les avoir lus, se partagerent une secte :
car il y en a de toutes les especes, enthousiaste de
l'électricité, l'annonça comme un don du ciel ; le
temps a prouvé qu'elle avoit raison. Une secte opposée
à la premiere, donna tout au raisonnement, nia les
avantages de l'électricité au lieu de les examiner, traita
DE CHARLATANS ceux même qui s'occupoient froi-
dement de cet objet, & qui cherchoient à s'éclairer par
l'expérience : on se combattit donc & on se nuisit ; au
lieu de se réunir & de s'aider pour une découverte qui
pouvoit être de la plus grande utilité : les uns vouloient
se l'attribuer, comme ont voulu faire mes adversaires de
l'Antiméphitique ; les autres s'opposoient de toutes leurs
forces à une gloire qui les offusquoit : le sort de l'électricité appliquée à la médecine fut celui de toutes les
découvertes* (I).

Tel a été aussi celui des découvertes de la circulation

---

(1) Mém. de la Soc. de Méd. T. I, pag. 462.

du fang, du Kina, du Mercure, de la faignée, &c. du Ciment de Loriot, de l'afcenfion de l'eau par la corde de Spart, des Ballons aëroftatiques, du Magnétifme animal & de l'Antiméphitique. Ce feroit ici le cas de parler du fameux *détail*, publié par les Commiffaires de la Société royale de Médecine, & de la fuppreffion qu'ils ont faite du *procès verbal*, fur-tout du filence qu'ils gardent, malgré les reproches que je leur ai faits dans mes Lettres juftificatives, de la foule des contradictions dans lefquelles ils font tombés, pour nuire à l'Antiméphitique ; mais ce n'eft pas de cela dont il s'agit ici.

Vous vous fondez, Monfieur, fur les rapports de l'Académie, de la Faculté & de la Société de Médecine, pour opprimer le Magnétifme animal, & fur-tout ceux de vos confreres qui ont adopté cette méthode ; mais pourquoi n'avez vous point parlé du rapport impartial du célebre *M. Dejuffieu ?* rapport qui contredit formellement ce qu'ont dit fes confreres pour nier l'exiftence du Magnétifme animal ? Votre filence à cet égard annonce la partialité : & la partialité eft toujours hors du fentier de la vérité. Or, vous voyez, Monfieur, par les exemples que je viens de mettre fous vos yeux, & dont je pourrois augmenter la lifte, par les faits confignés dans l'hiftoire ; vous voyez, dis-je, que, fi votre fortie contre vos confreres n'eft fondée que fur des *rapports*, il y a lieu de croire que vous êtes dans l'erreur. *Car il y a l'infini contre un à parier, qu'un philofophe, par conféquent un Docteur, qui ne s'appuie que fur des hypothefes, ne dira que des chimeres. Les anciens, qui ont raifonné fur la phyfique, fans avoir le flambeau de l'expérience, n'ont été que des aveugles qui expliquoient la nature des couleurs à d'autres aveugles* (1). Donc l'expérience feule peut décider, & non pas des *rapports* : or, fi vous ne donnez aucune expérience, comment pouvez vous combattre le Magnétifme animal ? vous auriez dû au moins faire attention que le combat que vous livrez à vos confreres, à vos concitoyens, à l'adminiftration, à la police & au dix-huitieme fiecle, eft fi tortueux, fi oblique, que je crains que vous

_____

(1) Philof. de Newton.

ne ſoyiez enſeveli ſous la pouſſiere de l'arene où vous
avez voulu faire parade de votre ſavoir. Il ne me
reſte donc qu'à vous conſoler de cette petite diſgraee,
& afin de vous diſtraire je vais vous entretenir du dix-
huitieme ſiecle :

Héraclite pleuroit ſur les folies de ſes contemporains,
& vous , Monſieur , vous déplorez avec amertume le
triſte ſort du dix-huitieme ſiecle : quelle preuve de la bonté
de votre cœur ! Ah ! dites-vous, *ce ſiecle eſt noté à la
confuſion éternelle* ! Il eſt vrai que vous avez la bonté
d'ajoûter de *la génération préſente*, & cela conſole ;
parce que cette *éternité* ne s'étendra pas bien loin. Mais
pourquoi voulez-vous imprimer un caractere de répro-
bation ſur notre ſiecle ? Pourquoi *le notez* vous d'*une
confuſion éternelle* ?

A CAUSE *de cette éclipſe de la lumiere & de la
raiſon , qui n'eſt ni obſcure ni cachée ; cet humiliant phénomene a été conſommé par l'oubli & la négligence des
études de la ſaine phyſique.* p. 6 & 7.

Il faut convenir , Monſieur le Docteur , que vous
avez une maniere de voir qui n'eſt que pour vous ;
vous êtes ſi éloquent, que vous voudriez nous perſua-
der qu'un logicien ne peut raiſonner ſans phyſique, &
qu'un phyſicien raiſonnera ſans logique : voilà un autre
phénomene conſommé. A cela point de replique ; car
on peut vous citer en preuve. Mais il reſte une petite
difficulté , c'eſt les reproches que votre complaiſance a
la bonté de faire à notre ſiecle. Je vous avoue que je
ne conçois pas quel eſt votre motif ; car dans quel
temps grondez-vous ? dans un temps où l'on s'occupe
plus que jamais de la phyſique , de la chymie & des
arts ; & où l'on s'en occupe tellement, que vous ſeriez
peut-être embarraſſé de nous citer un ſeul ſiecle où les
ſciences aient jamais été cultivées avec autant de ſuccès
que dans celui-ci, à moins que vous ne m'alliez conduire
en *Hibernie.* Et comme il faut tout prouver , tout
démontrer ; je vous dirai, Monſieur , à l'honneur de notre
ſiecle, qu'il a étendu l'empire de l'inoculation ; & pou-
vez-vous l'ignorer ? vous qu'on dit être un ſi brave
inoculateur, & l'intime ami de *M. Sutton*, avec lequel
vous êtes, dit-on, en grande diſcuſſion ; quoi qu'il en ſoit,

c'est dans ce siecle qu'on a observé la déclinaison de l'éguille aimantée, la réfraction des rayons qui passent obliquement dans le vuide ; on a découvert l'électricité, on a expliqué plus naturellement l'aurore boréale, la lumiere zodiacale & les autres *phénomenes consommés* au ciel ; on a constaté la figure de la terre, l'évaporation du diamant, la nature des gaz, leurs différentes natures, leurs propriétés, leurs pesanteurs respectives ; on a analysé le sang, les humeurs & les substances colorantes ; on a découvert la maniere d'aimanter l'acier, & ses vertus médicales ; on a analysé le nitre, & découvert la maniere d'en augmenter les produits, &c. Quel seroit donc le nombre des découvertes faites dans ce siecle ? si je rappellois ici celles qu'on a faites en astronomie, en optique, en botanique, en chirurgie, en méchanique, &c.

Quels noms que ceux de *Stahl*, *Von-Linné*, *Buffon*, *Montesquieu*, *Fontenelle*, *Rousseau*, *Locke*, *d'Aguesseau*, *Bonnet*, *Condillac*, *Haller*, *Lecat*, *Van-Swieten*, *la Peronie*, *Rolin*, *de Mairan*, *Sauvages*, *Cassini*, *Winslow*, *Bernouilli*, *Duvernay*, *Molinelli*, *Nolet*, *Jussieu*, *Priestley*, *Macquer*, & de tant de grands hommes qui ont illustré notre siecle. Ce siecle n'est donc pas aussi pauvre, aussi chétif que vous voudriez le faire croire à des ignorants. Consolez vous donc ô M. O-Rian ! calmez votre courroux, essuyez vos larmes ; car vous êtes convaincu que vous vous êtes mépris, tant il est vrai que la passion ne raisonne pas ! Croyez que notre siecle figurera assez bien parmi les siecles philosophes : je n'en dis pas davantage, crainte que quelque plaisant n'imagine que vous ressemblez à ces gens qui n'aiment pas les découvertes parce qu'ils n'en ont fait aucune. Ceux qui penseroient ainsi auroient sans doute oublié votre fameuse poudre *de Rhubarbe & de Jalap*, secret merveilleux, incomparable, avec lequel vous avez voulu ensevelir les inoculateurs d'un certain pays, qui ont eu la barbarie de jeter au vent votre découverte en poudre. Quelle cruauté de vous priver ainsi du fruit de vos veilles & de vos profondes méditations ! Eh ! Monsieur, *si l'intérêt de la vérité est qu'on éclaire les hommes, l'intérêt de ses ennemis est de l'empêcher.* (1) Ne perdez donc jamais de vue que les

_____

(1) *Hist. de l'Académie*, 1771.

grands hommes ont toujours été perfécutés, & qu'ils ont été & feront les martyrs du bien public. Ce confidéré, qu'il vous plaife ne pas vous livrer à la mélancolie ; vous voyez qu'elle vous a déja rendu atrabilaire, au point qu'elle vous fait broyer toutes vos idées dans les couleurs les plus lugubres ; la bile regorge jufques dans vos yeux ; ménagez un peu plus votre fanté, pour le bonheur du dix-huitieme fiecle : allons courage, ô M. O-Rian ! débar-raffez vous de cette humeur mordicante, qui ne vous per-met pas de voir les objets fous leur véritable afpect ; purgez vous avec.... ou plutôt prenez une forte prife de votre grand fecret *de Rhubarbe & de Jalap* ; vous ferez peut-être alors dans un état plus calme, & vous rendrez un peu plus de juftice à vos confreres, aux Magiftrats, à vos concitoyens & même au dix-huitieme fiecle : c'eft ce que je vous fouhaite.

En attendant cet heureux changement, cette métamor-phofe ; parlons d'un objet qui puiffe établir la paix entre nous. Je préfume que vous avez voulu faire la cour à la compagnie des vuidangeurs-ventilateurs & à *M. Cadet,* lorfque vous avez dit dans votre *Difcours* :

Auroit-on vu UN HOMME, *partir de Lyon avec des atteftations, il y a deux ans, aller en* IMPOSER *à la Cour & aux Miniftres, à l'aide de ces titres, par lefquels il étoit certifié qu'avec quelques verrées de vinaigre il avoit le fecret de définfecter les foffes d'aifance mé-phitiques,* pag. 9.

J'ai lieu de croire que cette maniere honnête de vous énoncer n'en *impofera* à perfonne. Mais comment avez-vous pu mettre le mot *impofer* à côté de l'éloge laconi-que, mais noble & flatteur, que vous avez eu la bonté de faire de ma perfonne, en me défignant par *un homme* ? ce titre eft fi honorable, que lorfqu'un fauvage veut louer en public un de fes camarades, il fe fert de votre expref-fion : *tu es..... un homme.* Les fauvages & vous, Monfieur, auriez-vous emprunté cet éloge de *Diogene* ? car l'on fait que ce philofophe cherchoit *un homme* avec fa lanterne, en plein midi ; &, ce que peut-être on ne trouveroit pas..... Vous avez affez d'indulgence pour vouloir le trouver en moi : recevez, je vous prie, Monfieur, tous mes remerciemens. J'ai, il eft vrai, tâché de mé-

fiter un titre auſſi beau, & peut-être j'y ai réuſſi; du
moins l'Antiméphitique eſt ſi généralement employé &
avec tant de ſuccès, qu'on m'en félicite de toutes parts.
J'ai donc rempli le deſir dominant de mon cœur, celui
du bien public, & cela ſans porter envie à perſonne, ſans
âpreté pour m'enrichir; ſi bien, que, lorſque *M. Cadet,*
pour maintenir les profits immenſes des vuidangeurs-ventilateurs, faiſoit tout pour me nuire : & qu'un Miniſtre
éclairé & juſte, & dont l'Europe admire les vertus,
m'offroit d'acheter à prix d'argent ma découverte Antiméphitique. Je lui répondis :

MONSEIGNEUR, *le deſir d'être utile à l'humanité
a été l'objet de mes recherches, jamais mon intention n'a
été de vendre à l'Etat le fruit de mes veilles : je deſire le
cordon de Saint-Michel :* SA MAJESTÉ *a bien voulu me
l'aſſurer par un bon de ſa main, elle m'a comblé par là
de ſes graces & de ſes bienfaits. Pénétré du plus profond
reſpect, mon intention eſt d'en témoigner ma vive recon-
noiſſance en publiant d'autres découvertes qui ne ſeront pas
moins utiles. M. le Comte* DE VERGENNES fut ſi ſatiſ-
fait de ma réponſe, qu'il daigna prendre ſous ſa protection
ma découverte.

Vous jugez bien, Monſieur, que, ſi les clameurs de mes
antagoniſtes ont retardé ma jouiſſance; j'ai tout à eſpérer
de la juſtice & de la bienfaiſance du ROI; mon entiere
confiance eſt dans ſes bontés : d'autant plus que mes
Lettres juſtificatives ſont au pied de ſon trône; elles
ſont contenues dans ſept cahiers. J'en rappelle ici les
différents ſujets :

Le premier contient une *Lettre adreſſée à un Médecin
d'Aix,* dans laquelle je prouve que j'ai indiqué *le lait de
chaux* pour être verſé ſur les matieres putrides; & que
M. de Marcorelle n'a aucun droit à cette découverte, pas
même *M. Cadet.*

Dans ce même cahier ſe trouve ma premiere Lettre à cet
Apothicaire; j'ai mis en évidence, & cela par ſes propres
paroles, que le vinaigre, en neutraliſant l'alkali volatil
putride, anéantit le méphitiſme, au point de l'empêcher
de nuire.

Le ſecond cahier contient ma ſeconde Lettre à *M. Cadet;*
j'y démontre que les matieres putrides ſont de nature

alkalefcente, & qu'elles ne font pas acides ; mes preuves font tirées des écrits de *MM. Lavoifier & Cadet* ; c'eſt par eux que j'ai mis en évidence que les alkalis cauſtiques augmentent l'énergie & le danger du méphitiſme ; & mes preuves font d'autant plus convaincantes, que je cite en preuve les malheureux événements de 1778, 79, 80 & 81, lors des expériences de *M. Cadet.* C'eſt par les propres témoignages de *M. Lavoifier* que je foutiens que le vinaigre eſt le plus puiſſant de tous les remedes pour rappeller à la vie les perfonnes méphitifées ; conféquemment cet acide empêche les funeſtes effets des vapeurs méphitiques.

Le cahier fuivant renferme la troifieme Lettre à *M. Cadet.* C'eſt par fes écrits que je démontre que le vinaigre neutralife le gaz inflammable & le met dans l'impuiſſance de nuire aux ouvriers ; tandis que fans cet acide ils périſſent quelquefois dans les flammes ou par la violence des exploſions.

La quatrieme Lettre à *M. Cadet* contient un bon nombre d'expériences, defquelles il réfulte de la maniere la plus décifive, qu'il n'y a point de foie de foufre dans les latrines ; c'eſt donc injuſtement que *M. Cadet* a accufé le vinaigre de le décompofer.

Le cinquieme cahier eſt une Lettre adreſſée *à un Profeſſeur de phyfique expérimentale* ; j'y ai raſſemblé une foule de contradictions où font tombés les Commiſſaires de l'Académie & de la Société de Médecine de Paris : & c'eſt par leurs propres écrits que j'ai prouvé que toute puanteur eſt méphitique, & que l'eau ſtagnante en augmente l'énergie ; enfin, c'eſt par eux & par leur *détail* que je prouve que les lumieres & les animaux ayant conſtamment réfiſté dans la foſſe de l'hôtel de la Grenade, c'eſt une preuve invincible que le vinaigre avoit détruit le méphitiſme de cette foſſe.

Le fixieme cahier, eſt un recueil de nouvelles expériences faites avec un fuccès complet, par les moyens que j'ai annoncés dans mon Antiméphitique, imprimé par ordre du Gouvernement ; & ces nouvelles expériences font d'autant plus décifives, qu'elles ont été faites par des perfonnes impartiales, & qui ont à cœur le bonheur de l'humanité.

Enfin, le septieme cahier, est une Lettre adressée à MM. *les Commissaires de l'Académie & de la Société de Médecine* ; c'est par leurs propres aveux que je prouve 1°. que les lumieres ni les animaux ne peuvent point résister à l'action mortelle d'une mofette, & que l'homme est toujours le dernier qui en éprouve les atteintes ; 2°. qu'un homme n'est tombé dans la fosse que parce qu'on l'a effrayé, & qu'en y tombant il s'y est noyé : donc le méphitisme n'a pas causé sa mort ; cela est si vrai, que celui qui est descendu dans la fosse pour pêcher l'homme noyé, n'y est pas mort ; donc le vinaigre avoit annihilé le méphitisme. A toutes ces preuves péremptoires j'ai fait le parallele des contradictions contenues dans leur fameux *détail* ; j'ai reproché à ceux qui l'ont fabriqué, & notamment à M. *l'abbé Tessier*, d'avoir substitué un écrit aussi discordant *au procès verbal*, fait lors de mes expériences : *procès verbal* qu'ils n'avoient aucun droit de supprimer, & qu'ils ont supprimé ; cette infidélité annonce une intention trop marquée de nuire. Dans le *postcriptum* de cette Lettre, j'ai prouvé que l'exhumation faite à Dunkerque en 1783, *des* 1602 *cadavres, sans compter ceux des enfants*, a été faite sans danger, grace à l'emploi qu'on a fait *du lait de chaux & du vinaigre*, qui sont les principaux antiméphitiques que j'ai découverts, & publiés en 1782. A cette époque M. *Cadet* a attesté en face du ciel & de la terre, que ces agents étoient funestes ; mais cela ne l'a pas empêché de vouloir se les approprier en 1783 : *Sic vos non vobis*. J'ai fini par relever huit impostures qu'un certain anonyme a fait imprimer dans la gazette salutaire, & je lui ai adressé cette sage réflexion de *la Fontaine* :

> Ne point mentir, être content du sien,
> C'est le plus sûr : cependant on s'occupe
> A dire faux, pour attraper du bien :
> Que sert cela ? Jupiter n'est pas dupe.

Personne ne le sera, Monsieur, de votre Discours : & vous l'auriez vraisemblablement supprimé, si vous aviez eu connoissance de l'avis qu'a publié la Société royale de Médecine ; permettez que je le mette sous vos yeux :

Ceux qui travaillent avec courage à l'édifice des sciences peuvent-ils ignorer qu'il y a une classe d'hommes uniquement occupés à détruire, qui mettent toute leur gloire à troubler celle des autres, toute leur jouissance à les affliger, toute leur adresse à les distraire ; T. III, part. hist. pag. 55.

C'est un fait qui se vérifie tous les jours ; mais si les serpens sont sur la route, au bout est le temple de la gloire. Dans la multitude des exemples qui prouvent cette vérité, je n'en rapporterai qu'un seul : *Zoïle*, le triste *Zoïle*, poussé par la faim, présenta à *Ptolomée* les critiques qu'il avoit faites contre les ouvrages immortels d'*Isocrate* & d'*Homere* ; *Zoïle* croyant avoir fait un chef-d'œuvre, sollicitoit ce Prince à lui payer son travail : que lui répondit le Roi d'Egypte ? *Si Homere nourrit des milliers de personnes ; toi, Zoïle, qui te vantes d'avoir plus d'esprit qu'Homere, tu devrois avoir l'industrie de te nourrir toi-même.* Vous présumez bien, Monsieur, que cette réponse ne calma ni la faim ni la soif de *Zoïle*, vous présumez bien, qu'il fut puni de sa témérité ; mais sa plus grande peine fut de voir sa misérable critique foulée aux pieds, tandis que les écrits d'*Homere* subsisteront éternellement. Quel avis au lecteur ! Mais :

> Rien ne touche son goût, tant il est difficile :
> Il veut voir des défauts à tout ce qu'on écrit ;
> Et pense que, louer, n'est pas d'un bel esprit :
> Que c'est être savant, que trouver à redire ;
> Qu'il n'appartient qu'aux sots, d'admirer & de rire ;
> Et qu'en n'approuvant rien des ouvrages du temps,
> Il se met au dessus de tous les autres gens.
>
> *Le Misanthrope.*

Pour bien peindre les gens, *Moliere* est admirable.

Je finis cette lettre, *M. O-Rian*, en vous assurant qu'on ne peut rien ajouter aux sentiments que vous m'avez inspirés, & avec lesquels je suis à jamais,

JANIN, *auteur de l'Antiméphitique.*

Lyon le 15 octobre 1784.